GUÍA RÁPIDA DE VULVOVAGINITIS PARA MATRONAS

Iñaki López Armendáriz (Matrón)

Teresa Senar Zuñiga (Matrona)

Copyright © Septiembre 2016

Iñaki López Armendáriz.

Teresa Senar Zuñiga

All rights reserved.

ISBN: 1539193403

ISBN-13: 978-1539193401

Índice

.Introducción..5

.Leucorrea vaginal fisiológica........................11

.Candidiasis..13

.Vaginosis bacteriana....................................28

.Tricomoniasis...34

.Vulvovaginitis no infecciosa..........................42

-Bibliografía...48

INTRODUCCIÓN

Las vulvovaginitis son procesos inflamatorios de la mucosa vaginal y de la vulva. No siempre se asocian las dos, los síntomas pueden darse en una única localización. Son procesos frecuentes y molestos que llevan a la mujer a buscar ayuda sanitaria (supone hasta un 20% de las consultas ginecológicas). Los síntomas más frecuentes son el picor y/o irritación, el mal olor y la leucorrea.

Las vulvovaginitis pueden no ser siempre causadas por infecciones. Existen hábitos que pueden producir irritaciones, como los lavados muy frecuentes, duchas vaginales, perfumes o el uso del salva-slip.

El ecosistema vaginal está formado por las células epiteliales descamadas (vaginales, y ocasionalmente endocervicales y endometriales), moco cervical, leucocitos (polimorfonucleares), eritrocitos (sobre todo en la fase perimenstrual) y productos bacterianos.

La flora vaginal desarrolla un importante papel en la prevención de las infecciones genitales. El principal microorganismo es el Bacilo de Döderlein (es un lactobacilo), que transforma el glucógeno de las células vaginales en ácido láctico. Esto crea un medio ácido en la vagina (ph alrededor de 4) que evita la colonización de otros gérmenes, con excepción de la Cándida. Hasta un 20% de otros gérmenes no se considera patológico. Se han identificado unas 350-400 especies de bacterias en la vagina con proporción mayor de agentes anaeróbicos (2:1) que aeróbicos. Existen patrones generales de la microbiota vaginal que tienden a diferenciarse entre las mujeres con o sin sintomatología.

En las etapas no fértiles de la vida (infancia y postmenopausia) la disminución de los estrógenos producirá un descenso del glucógeno provocando una alcalinización del ph vaginal, haciendo más sensible a la mujer a posibles vulvovaginitis. Durante el embarazo la cantidad de glucógeno aumenta acidificando el ph y evitando la proliferación de microorganismos, salvo la cándida que puede verse favorecida. Cuando se produce un desequilibrio en la flora vaginal aumenta el riesgo adquirir alguna infección.

Una anamnesis detallada será importante para orientar el diagnóstico, pero no debe basarse exclusivamente en los síntomas. Es importante llevar a cabo una exploración y realizar alguna prueba complementaria. Las principales pruebas de las que disponemos para el diagnóstico de las vulvovaginitis son las siguientes:

-*Ph vaginal:* el ph vaginal normal suele estar en 4-4.5, y no varía en las Candidiasis. Es una prueba asequible y de bajo coste. Lo medimos con una tira reactiva de ph impregnándola con el flujo del fondo de saco posterior y/o laterales de la vagina. Habría que evitar el contacto con el flujo cervical dado que este es mas alcalino y podría alterar el resultado normal. También podría recogerse el flujo con un hisopo de algodón y extenderlo sobre la tira reactiva.

-*Frotis en fresco:* es un examen microscópico directo del flujo vaginal sobre un porta para detectar los gérmenes causantes de la infección. Se pueden observar las hifas típicas de las Candidiasis, las células Clue de las Vaginosis Bacterianas o el protozoo flagelado de la Tricomoniasis. Aunque su sensibilidad y especificidad no son muy elevadas es una técnica muy útil y de bajo coste, que permite un diagnóstico inmediato del problema.

Para realizar la técnica correctamente se debe colocar un espéculo y tomar flujo vaginal del tercio superior de la vagina (fondo de saco vaginal). Se deben usar los objetivos (x10) y (x40) del microscopio. Es aconsejable realizar un FF con suero fisiológico y otro con hidróxido potásico (KOH) al 10%, depositando una gota de flujo en cada porta. Al realizar el test de hidróxido potásico, hay que olerlo inmediatamente, siendo positivo si aparece un olor característico a pescado podrido. Habrá que hacer diagnostico diferencial entre Vaginosis Bacteriana (VB) y Tricomoniasis, y descartar la presencia de semen en vagina en las ultimas 48h, que produce una reacción con el KOH similar.

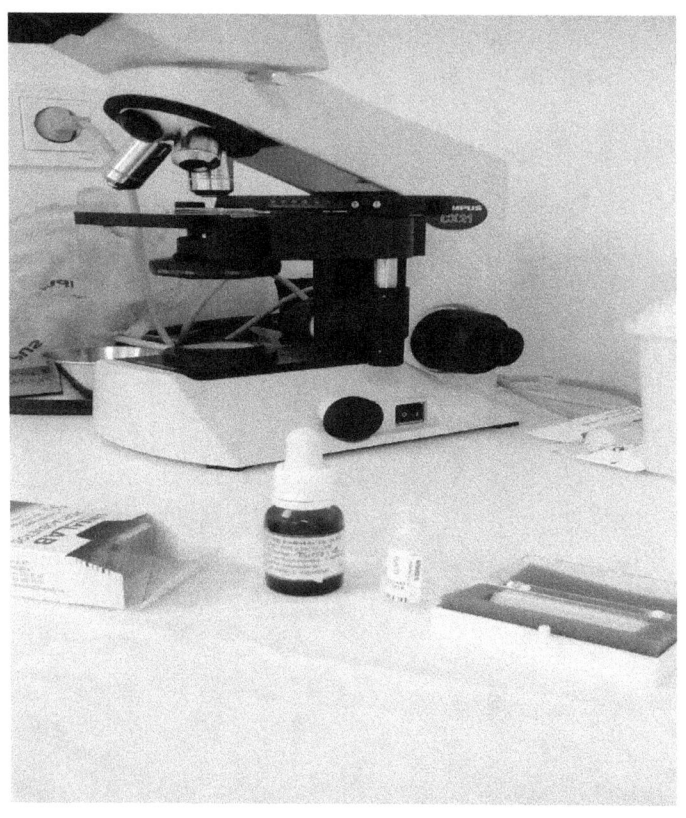

-*Cultivo vaginal:* permite confirmar el diagnóstico en los casos que no se ha podido llegar a un diagnóstico con la exploración clínica y los otros métodos diagnósticos (ph y frotis en fresco), o en el fracaso del tratamiento o recidivas. Ante el diagnostico de Tricomonas en el FF se debe sospechar la presencia de otras ETS como Neisseria Gonorrhoeae y/o Clamydia Trachomatis, ya que en un 10-15% y un 20% respectivamente de los casos, se asocian a ella, por lo que la recogida de cultivos será primordial.

LEUCORREA VAGINAL FISIOLÓGICA

Clínica:

Un porcentaje de alrededor del 10% de las mujeres que consultan por leucorrea vaginal en la consulta ginecológica, tienen un aumento fisiológico de la cantidad del flujo sin presentar asociado ningún otro síntoma o signo. Suelen tener un flujo viscoso, con ph acido (<4,5), y el frotis en fresco nos muestra presencia de bacilos de doderlein sin respuesta inflamatoria (leucocitos), ni esporas ni micelios y el test de aminas o Whiff test es negativo. Se podría hablar entonces de este diagnostico.

Tratamiento:

La terapéutica en estos casos iría encaminada a recabar mas información sobre los hábitos higiénicos de la mujer ya que practicas bastante extendidas entre las mujeres como el lavado excesivo de la vulva, los lavados vaginales con productos comerciales o vinagre y/o agua, la utilización de tampones sin menstruación o con escasa menstruación, el uso de salvaslip a diario, ropa interior de lycra, etc, pueden facilitar esta leucorrea fisiológica y mas aun desencadenar otro tipo de vulvovaginitis infecciosas.

Tranquilizar a la mujer y recordar las medidas higiénicas adecuadas serian las actividades recomendables a realizar. La no administración de antimicrobianos también es muy importante, ya que en estas condiciones la alteración de la microbiota vaginal podría ocasionar el efecto contrario al que deseamos.

CANDIDIÁSIS

La candidiásis es la infección de la mucosa vaginal producida por Cándida, es un género de hongos unicelulares también llamados levadura. La más frecuente es la Cándida Albicans, responsable del 90% de los casos. La C. Albicans es un comensal frecuente de la mucosa vaginal, la cavidad orofaríngea y el recto. Esto hace que sea tan alta su prevalencia como microorganismo causal de las micosis vaginales.

Otras menos frecuentes son la C. Glabrata, la C. Tropicallis y la C. Krusei. En los últimos años se está viendo un aumento en su prevalencia y suelen presentar resistencia al tratamiento.

Se estima que el 10-50% de las mujeres pueden ser portadoras de cándida y no presentar síntomas, se convierte en patógeno cuando prolifera de forma excesiva. Es la vulvovaginitis más frecuente. Hasta un 75% de las mujeres pueden presentar algún episodio a lo largo de la vida. El 10-20% de las vulvovaginitis candidiásicas son complicadas.

En general es una infección oportunista que aparece a partir de la alteración de la flora vaginal. Hay situaciones que van a favorecer su colonización, como el embarazo y la diabetes en los que se acidifica el ph vaginal, la toma de antibiótico que puede destruir la flora vaginal o la humedad excesiva provocando alteración del ecosistema vaginal. También puede contraerse por transmisión sexual, pero esta vía es infrecuente.

La Cándida se puede presentar en dos formas, la espora que actúa de mecanismo de transmisión y colonización, y el micelio que dará la sintomatología.

Clínica:

- El picor, la quemazón y el escozor son los síntomas principales que suelen llevar a la mujer a pedir ayuda.

-Leucorrea blanca, espesa y grumosa, parecido al requesón. Suele adherirse a la pared vaginal.

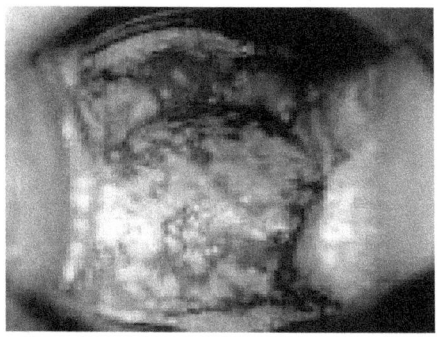

Leucorrea

-Eritema vulvar.

-Puede acompañarse de disuria o dispareunia.

-Lesiones de rascado.

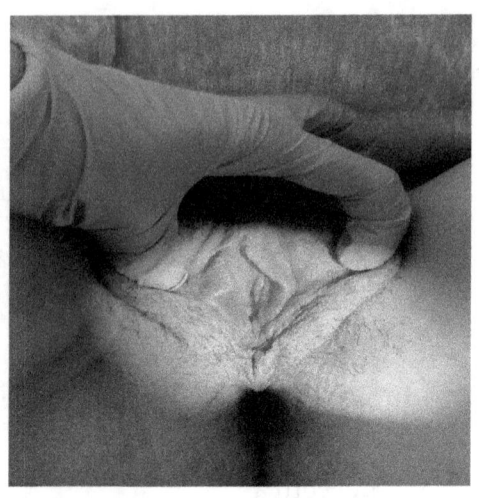

Eritema vulvar

La clínica se exacerba los días previos a la menstruación y mejora con la regla. En la mayoría de los casos las parejas sexuales no presentan ningún síntoma. Cuando hay afectación del varón se produce una inflamación del pene y prepucio, acompañado de dolor, irritación y exudado.

Diagnóstico:

-Sintomatología de la mujer. Hay que investigar sobre la presencia de algún factor desencadenante que puede haber provocado alteración en la flora vaginal (toma de antibióticos, realización de lavados vaginales, embarazo, diabetes…).

-Exploración genital: presencia eritema vulvar, de leucorrea blanco-grumosa o lesiones de rascado.

-El ph vaginal es normal, entre 4 y 4.5.

-Examen microscópico directo del flujo vaginal: permite un rápido diagnóstico. Se realizan dos, uno con suero fisiológico y el otro con KOH (permite mejorar la visualización de las hifas). Se puede observar la presencia de micelos en forma de caña de bambú o de esporas. La C. Glabrata produce solo esporas. En el caso de que el frotis sea negativo pero haya una alta sospecha clínica de Candidiasis debería realizarse un cultivo vaginal.

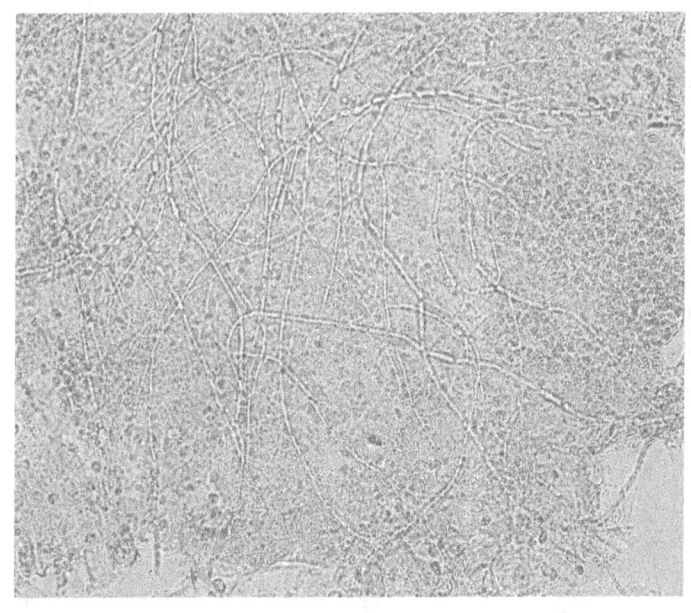

Hifas o micelios micóticos

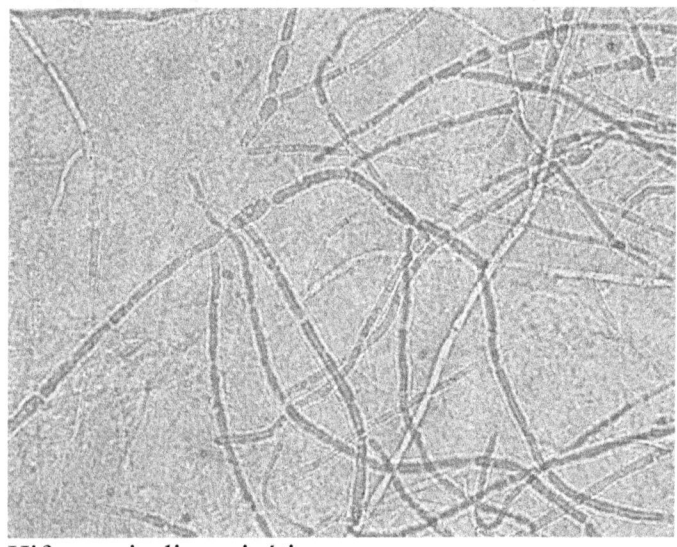

Hifas o micelios micóticos

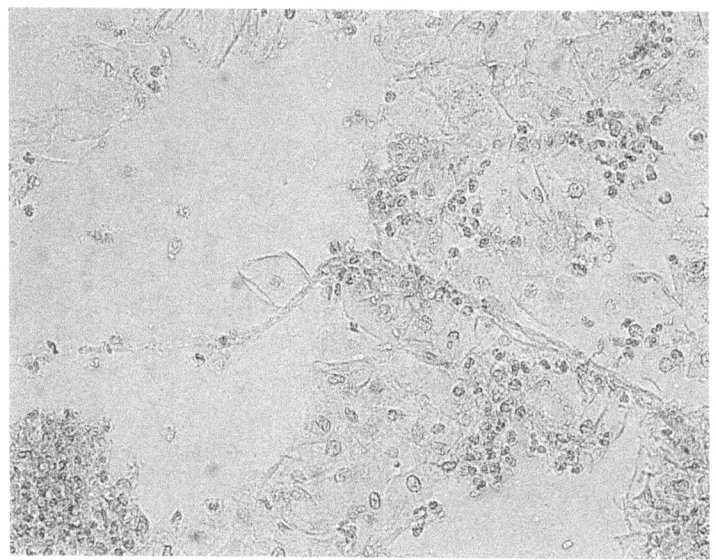

Falsa hifa

-Cultivo vaginal en medio de Sabouraud: permite confirmar el diagnóstico.

Tratamiento:

Los fármacos usados para el tratamiento de la Candidiasis son los antimicóticos (o antifúngicos) derivados de los azoles. Actúan a nivel de la membrana celular alterando la permeabilidad de la misma, impide la síntesis de ergosterol provocando una disminución progresiva de las funciones metabólicas del hongo.

El tratamiento suele pautarse de forma tópica combinando óvulos y crema. Existen pautas largas y cortas, siendo más recomendables las largas en caso de clínica muy intensa o recidivas. En algunos casos es necesario añadir tratamiento oral. El tratamiento de la pareja sexual debe realizarse solo si tiene síntomas ya que no mejora las recidivas. Es recomendable el uso de preservativo durante el tratamiento.

-*Crema:* Clotrimazol 1% (Gine-Canesten®), Miconazol 2% (Fungisdin®, Daktarin Ginecológico®), Fenticonazol 2% (Laurimic®, Lomexin®). Se aplican en la vulva limpia y seca, 2-3 veces al día durante 1-2 semanas.

-*Óvulos:* se aplican en fondo de vagina por la noche. Clotrimazol 500 mg dosis única o 100 mg durante 6 noches; Fenticonazol 600 mg dosis única o 200 mg durante 3 noches; Sertaconazol 500 mg (Ginedermofix®) dosis única o crema vaginal durante 7 noches.

-*Vía oral:* la vía oral se usa en caso de recidivas o infecciones persistentes. Fluconazol 150 mg

(Diflucan®) dosis única o Itraconazol 200 mg (Canadiol®, Sporanox®) cada 12 horas 1 día o 200 mg al día 3 días.

			Fenticonazol 2% 2-3/día
Vía Tópica	**Clotrimazol 1%**	**Miconazol 2%**	1-2 semanas
Vía Vaginal	-Clotrimazol 500mg 1 óvulo	-Fenticonazol 600 mg 1 óvulo	-Sertaconazol 500 mg 1 óvulo
	-Clotrimazol 100 mg 6 óvulos	-Fenticonazol 200 mg 3 óvulos	-Sertaconazol crema vaginal 7 noches
Vía Oral	Fluconazol 150 mg dosis única	Itraconazol 200mg/12 horas 1 día o 200mg/24horas 3 días	

No parecen existir diferencias importantes entre las diferentes pautas.

En el embarazo se pueden usar los imidazoles (Clotrimazol, Fenticonazol) de forma tópica (tanto en crema como en óvulos), y asociar tratamiento oral a la pareja si precisa. Debe evitarse la vía oral en la mujer embarazada. La recuperación es más lenta y suelen ser frecuentes las recidivas, por lo que se recomienda los tratamientos de 1-2 semanas.

Es importante acompañar el tratamiento de medidas higiénicas; evitar la excesiva humedad de la vulva, no usar salva-slips, no usar espuma de baños ni jabones irritantes, no realizar lavados vaginales y realizar una limpieza genital correcta (de delante hacia atrás).

Vulvovaginitis candidiásica recurrente:

Se habla de candidiásis recurrente cuando se producen más de 4 episodios al año. El hongo no ha desaparecido del todo de la vagina tras el tratamiento, y cuando se dan condiciones favorables vuelve a crecer. El pico máximo de incidencia se produce entre las mujeres de entre 20 y 40 años.

La sintomatología suele ser menos severa pero causa molestias crónicas que repercuten en la calidad de vida de la mujer y en sus relaciones de pareja.

Sería conveniente descartar factores predisponentes como la diabetes, la inmunodepresión, el uso de anticonceptivos orales combinados, los geles espermicidas o el uso de antibióticos de amplio espectro. El diagnóstico tiene que basarse en un cultivo vaginal, que nos permitirá saber cual es el patógeno causal y la sensibilidad a los tratamientos. El tratamiento inicial debe ser más largo y asociarse a un tratamiento de mantenimiento. El Clotrimazol y el Itraconazol son los fármacos de elección.

- Tratamiento inicial:

-Vía vaginal: Clotrimazol 100 mg 12 noches o 500 mg 1 a la semana 2 semanas; Sertaconazol 500 mg 1 a la semana 2 semanas; Fenticonazol 600 mg 1 al día 3 días o 200 mg 10 días.

-Vía oral: Fluconazol 150 mg 1 cada 3 días 3 dosis o Itraconazol 200 mg al día 10 días.

-Tópico: además del tratamiento descrito anteriormente se añade la crema en vulva durante 2 semanas.

- Tratamiento de mantenimiento:

Se puede hacer de forma oral o tópica vaginal. Sin el tratamiento de mantenimiento la tasa de recidivas puede ser de hasta el 50%.

-Vía vaginal: Clotrimazol 500 mg 1 óvulo a la semana durante 6-12 meses; Sertaconazol 500 mg 1 óvulo a la semana durante 6-12 meses; Fenticonazol 600 mg 1 óvulo a la semana durante 6-12 meses.

-Oral: Fluconazol 150 mg a la semana durante 6-12 meses; Itraconazol 100 mg al día durante 6-12 meses o 200 mg postmenstrual durante 6-12 meses; Ketoconazol 100 mg al día 6-12 meses.

-Tópica: de una a dos veces por semana hasta 6-12 meses en los casos rebeldes ya que la piel puede ser reservorio de la Cándida.

Tratamiento inicial				
Vía tópica	Clotrimazol 1%	Fenticonazol 2%	Miconazol 1%	2 semanas
Vía vaginal	Clotrimazol 100mg 12 óvulos (1/noche) o 500mg 2 óvulos (1/semana)	Fenticonazol 200mg 10 óvulos (1/noche) o 600 mg 3 óvulos (1/noche)	Sertaconazol 500mg 2 óvulos (1/semana)	
Vía oral	Fluconazol 150mg 1 cada 3 días 3 dosis	Itraconazol 200mg al día 10 días		

Tratamiento mantenimiento				
Vía tópica	Clotrimazol 1%	Fenticonazol 2%	Miconazol 1%	1-2 veces por semana 6-12 meses
Vía vaginal	Clotrimazol 500mg 1 óvulo semanal 6-12 meses	Fenticonazol 600mg 1 óvulo semanal durante 6-12 meses	Sertaconazol 500mg 1 óvulo semanal durante 6-12 meses	
Vía oral	Fluconazol 150mg semanal durante 6-12 meses	Itraconazol 100mg al día o 200 mg postmenstrual durante 6-12 meses	Ketoconazol 100mg al día durante 6-12 meses	

Los probióticos en el tratamiento de las candidiasis:

Los probióticos son microorganismos vivos que ingeridos en dosis adecuadas pueden producir un efecto beneficioso en el individuo. En el caso de las vulvovaginitis ayudan a reestablecer el equilibrio de la flora vaginal y pueden ser adyuvantes al tratamiento médico en los casos de candidiasis rebeldes o recidivantes.

La destrucción de los *lactobacillus* de la flora vaginal es el factor más importante en las recidivas. Los *lactobacillus* tienen una función competitiva impidiendo la colonización de la vagina por otros microorganismos. En los últimos años se están usando los probióticos vaginales u orales para reestablecer la flora vaginal. Los estudios que existen para evaluar los beneficios de los probióticos en el tratamiento de las vulvovaginitis son limitados pero prometedores. Sugieren un discreto efecto beneficioso que tiene que ser evaluado en estudios más consistentes. Los efectos adversos tampoco han sido bien estudiados, pero cabe esperar que sean poco frecuentes y leves.

Es razonable recomendar la prescripción de *lactobacillus* por vía vaginal en pacientes con alto riesgo de recurrencia. Se administran durante 5-10 días y se repite el tratamiento durante 3 meses (intra o postmenstrual, en forma de tampones u óvulos vaginales).

VAGINOSIS BACTERIANA (VB)

Aunque clásicamente la vaginosis bacteriana se ha englobado dentro de las vulvovaginitis, realmente no lo es ya que una de sus características es la ausencia de inflamación tisular. La vaginosis bacteriana es un síndrome caracterizado por el cambio de la flora normal vaginal por otro grupo de bacterias patógenas. Aunque durante años la vaginosis bacteriana se ha asociado a la Gardnerella Vaginalis(GV), hoy en día sabemos que no es la única bacteria participante en este síndrome. No se saben bien las causas pero la flora lactobacilar vaginal se ve disminuida y por contra crecen bacterias anaeróbicas, destacándose 4 tipos: Gardnerella vaginalis, Mobiluncus spp.(causante del olor característico "a pescado podrido"), bacteroides spp. y Mycoplasma hominis.

Clínica:

La característica principal de la VB es la secreción maloliente sin inflamación de la mucosa vaginal. De hecho un porcentaje de mujeres presentan vaginosis bacteriana siendo asintomáticas. La secreción suele ser abundante, homogénea y de color blanco-grisáceo.

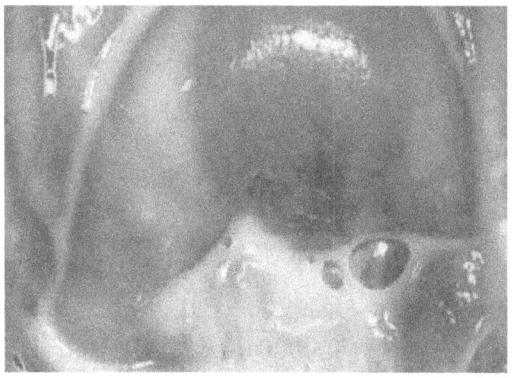

Leucorrea abúndateme, homogénea

Varios factores pueden influir en este crecimiento bacteriano anaeróbico:

- Ambiente hormonal en edad fértil (ya que casi es exclusiva de esta etapa de la vida)

- Actividad sexual, aunque no se considera como una infección de transmisión sexual (ITS).

- Más común en portadoras de DIU.

- Mayor numero de parejas sexuales.

- La coexistencia de ITS (gonococo o clamydia) aumenta la incidencia.

- Mayor frecuencia de infecciones urinarias concomitantes.

Diagnóstico:

Su diagnostico antes se asociaba a la presencia de Gardnerella vaginalis(GV) pero casi la mitad de la mujeres que tienen GV no presentan síntomas, por ello no es un criterio suficiente para el diagnostico de una vaginosis bacteriana. Para ello se deben cumplir al menos 3 de los 4 criterios siguientes:

- ☐ Flujo vaginal aumentado, homogéneo y adherente.

- Ph vaginal aumentado > 4,5 (entre 5-5,5).

- Olor a aminas tras aplicación de KOH (test de Whiff).

- Presencia de células clave (clue cells): una célula clave es una célula epitelial vaginal que aparece recubierta de bacterias dándole un aspecto granular. Se debe de ver en el 20% de las células del frotis (al menos 10 campos en 400 aumentos).

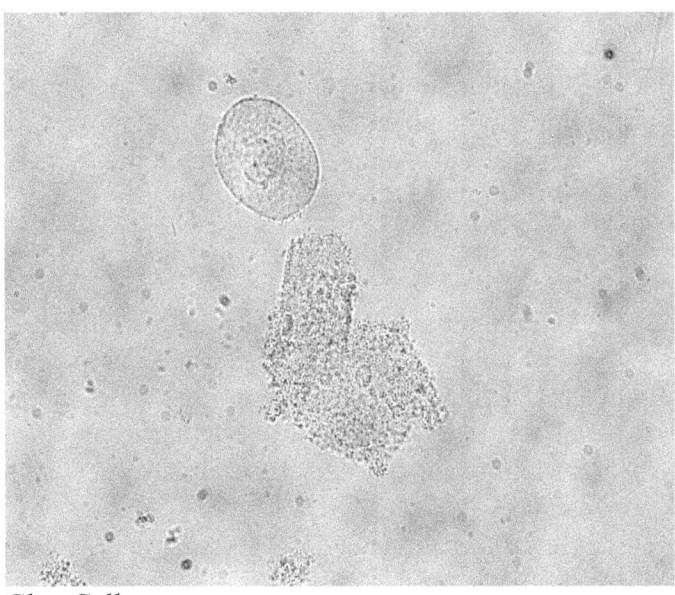

Clue Cells

El cultivo vaginal no esta indicado porque como hemos comentado con anterioridad, en un porcentaje alrededor del 50% de las mujeres se aislara GV, siendo asintomático y por tanto no indicado su tratamiento.

Tratamiento:

El tratamiento debería pautarse ante sintomatología clínica, y también en el caso de que se vayan hacer técnicas de manipulación intrauterinas: biopsias, colocación de DIU, histeroscopia….

Como se trata de una disminución de la flora lactobacilar vaginal podrían usarse preparados de lactobacillus acidophillus al acostarse durante 7 noches. Por supuesto estudiar los factores concomitantes que puedan estar favoreciéndola (nº parejas sexuales, DIU…), y otras posibles infecciones asociadas.

El tratamiento de elección es el metronidazol (Flagyl®) vía oral en pauta de 500mg c/12h durante 7 días o en óvulos vaginales de 500mg cada noche durante 7.

También existe la posibilidad de usar como alternativa terapéutica la clindamicina (Dalacin®) vía vaginal en óvulos y crema al 2% durante 7 días.

Rara vez da sintomatología en la parejas sexuales, por lo que no esta considerada ITS y no sería preciso tratarlas.

Actualmente, se están empezando a tratar las VB con el Cloruro de Decualinio (Fluomizin®), un fármaco no antibiótico con capacidad bactericida y amplio espectro de acción. Al no ser antibiótico no genera resistencias, y puede ser usado en embarazo y lactancia. La posología recomendada es 10 mg intravaginal durante 6 noches.

La VB aumenta el riesgo de tener parto prematuro, rotura prematura de membranas, amnionitis, infecciones postaborto e infecciones de transmisión sexual.

TRICOMONIASIS

Causada por un protozoo anaerobio flagelado llamado Trichomonas vaginalis es una vulvovaginitis al alza en los últimos años. Considerada una enfermedad de transmisión sexual (ETS) por ser esta su única vía de transmisión (además de la perinatal), se estima su prevalencia según el país, entre el 20 y el 35% de las vulvovaginitis. Además se asocia a otras ETS como gonococo 10-20% y clamydias 15%.

Este protozoo presenta 4 flagelos en la parte anterior y un quinto en la posterior que le confiere su característica movilidad espasmódica. Los flagelos son difíciles de distinguir en el FF y puede unirse de forma específica a las células epiteliales de la mucosa del tracto genitourinario. Afecta más al sexo femenino en edad fértil debido a los cambios hormonales y mayor adherencia a las células durante la menstruación por la presencia de hierro en el flujo. La presencia de zinc en el semen del varón, le confiere menor vulnerabilidad ante la Tricomoniasis.

Clínica:

Es muy variable y hasta en un 50% puede ser asintomáticas. Como se ha comentado la menstruación puede exacerbar los síntomas.

El síntoma mas frecuente en mujeres es la leucorrea y el prurito vulvovaginal, mientras que en los hombres es la secreción uretral.

La secreción clásica se describe como amarillenta-verdosa, espumosa o con burbujas, aunque es mas frecuente la coloración grisácea, y a veces solo esta presente en menos del 50% de las pacientes.

El mal olor de la secreción solo se presenta en el 10% de las pacientes.

A la exploración predomina el eritema vaginal sobre el vulvar presentándose en el 75%.

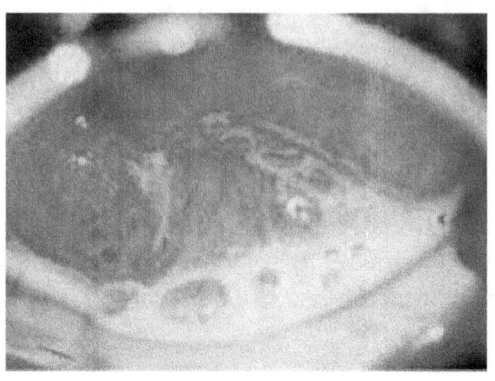

Leucorrea espumosa

La respuesta inflamatoria es la causante del prurito vaginal, la dispareunia, disuria o polaquiuria que a veces refieren las mujeres. En ocasiones pueden consultar por dolor abdominal bajo y coitorragia.

El signo característico de la Tricomoniasis es la cervicitis "en fresa" o colpitis en puntos rojos que se puede observar a simple vista en pocas ocasiones. Con la colposcopia se observa en el 80-90% de los casos.

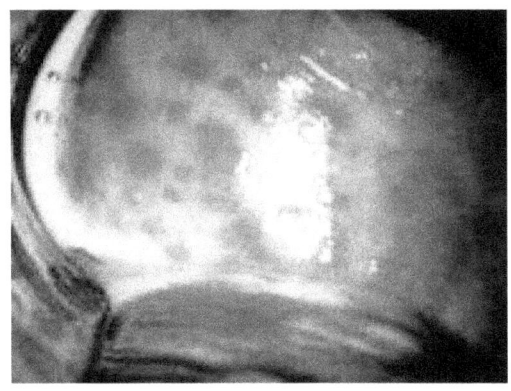

Cervicitis "en fresa"

No suele haber flujo endocervical mucopurulento salvo que haya otra ETS asociada, como gonococo o clamydia.

Diagnóstico:

En el 90% de los casos el ph será superior a 5 pero la trichomona puede sobrevivir en ph ácidos.

En el FF hay un aumento de leucocitos, sobre fondo sucio en la fase aguda. La observación directa del parasito móvil es suficiente para establecer el diagnostico dada la especificidad de la prueba

(98%). La sensibilidad del FF es variable, entre el 60 y el 90% por la dificultad de visionado del protozoo móvil, que depende de la experiencia del observador. El calor facilita la movilidad del protozoo.

Al hacer el test de Whiff o aminas se desprende mal olor en el 50% de los casos aunque no es específico de la Tricomoniasis.

En la colposcopia se puede observar claramente la cervicitis.

La prueba diagnostica mas sensible es el cultivo, que se suele solicitar en caso de sospecha no confirmada. Dado que la trichomona es muy sensible y fallece fuera del medio adecuado, la recogida se debe hacer lo más próxima a su cultivo en el tiempo. Normalmente se aconseja asociar cultivos endocervicales para gonococo y clamydia.

En el varón la recogida de la muestra se hace de uretra distal o meato urinario y debe de tramitarse igualmente lo más rápido posible.

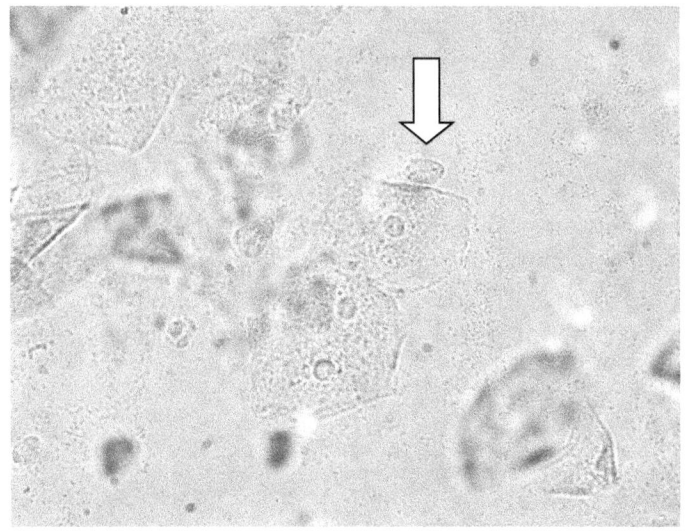

Trichomonas

Tratamiento:

La Tricomoniasis debe tratarse tanto si es asintomática como si no, e incluyendo a las parejas sexuales.

El tratamiento de elección es el Tinidazol, 2g en pauta monodosis. Si esta pauta es mal tolerada se puede hacer toma fraccionada. Se debe de recordar a los pacientes la necesidad de abstinencia alcohólica durante el tratamiento por el efecto antabus de los imidazólicos.

En el primer trimestre del embarazo el metronidazol oral esta desaconsejado. Durante la lactancia materna hay que interrumpir las tomas hasta 12-24 horas desde la última dosis administrada de metronidazol, o 3 días si se toma el tinidazol.

Tratamiento elección	Hombre	Mujer	Embarazo 1er trimestre
Vía oral	Tinidazol (Tricolam®) 2g monodosis ó Tinidazol 1g c/12 4 dosis	Tinidazol 2g monodosis ó Tinidazol 1g c/12 4 dosis +	- -
Vía Vaginal		Metronidazol óvulos (Flagyl®)(10) 1c/noche	
Tratamiento Alternativo			
Vía oral	Metronidazol (Flagyl®) 2g monodosis Metronidazol 250 mg 3v/dia 1 semana	Metronidazol (Flagyl®) 2g monodosis Metronidazol 250 mg 3v/dia 1 semana	Metronidazol 2g monodosis
Via vaginal			Clotrimazol 100mg 6 óvulos(1c/noche)

VULVO VAGINITIS NO INFECCIOSA:

Se presenta en forma de leucorrea blanco-amarillenta en cantidad moderada acompañada de eritema vulvar, prurito, disconfort vaginal y dispareunia. El frotis es fresco es inespecífico con abundantes cocos. Puede ser debido a diferentes causas que se exponen a continuación.

Vaginitis atrófica:

Suele presentarse en mujeres postmenopaúsicas y lactantes. Ocasionalmente puede aparecer en chicas antes de la pubertad. Es provocado por el déficit estrogénico típico de estas etapas de la vida. La falta de estrógenos provocará un aumento del ph vaginal.

Se caracteriza por sequedad vaginal, dispareunia, disuria, prurito y flujo vaginal acuoso amarillento.

Las células vaginales están adelgazadas y la vulva puede estar atrófica. En el frotis en fresco se pueden observan escasas células basales y parabasales (se ven redondeadas) acompañadas de abundantes leucocitos y cocos.

El tratamiento se basa en la administración de hormonas de forma local o sistémica.

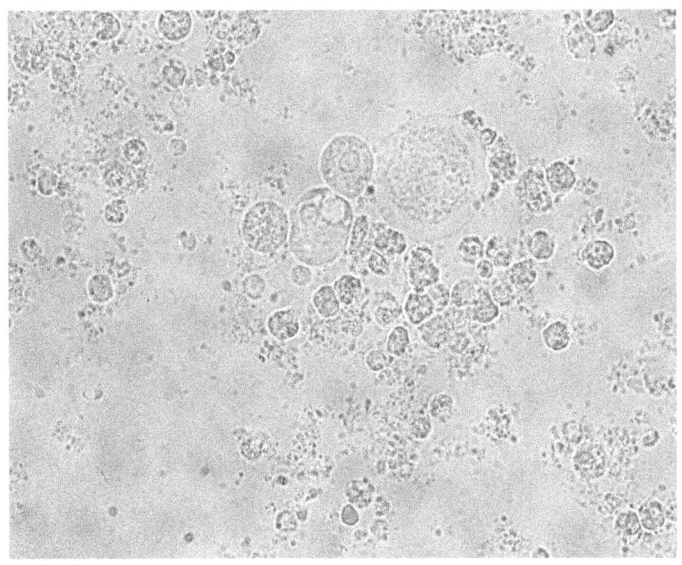

Vaginitis atrófica

Vaginitis irritativa:

Son causadas por sustancias que pueden producir irritación en piel y/o mucosas como los espermicidas, cremas, productos de higiene íntima o ropa interior sintética. Estas sustancias causan una reacción de hipersensibilidad. Provocan picor local y enrojecimiento de la zona. Pueden aparecer lesiones de rascado.

El frotis en fresco es normal o con leucocitos, y los cultivos vaginales son negativos.

El tratamiento específico se basará en suprimir el agente causal.

Vaginitis por cuerpo extraño:

Habitualmente es causada por un tampax, diafragmas o esponjas olvidadas. Produce leucorrea con olor fétido y en casos excepcionales úlceras. El frotis en fresco será inflamatorio. Se soluciona extrayendo el cuerpo extraño.

En las vulvovaginitis no infecciosas puede plantearse el usar la Blastoestimulina® óvulos o crema durante 5-10 días.

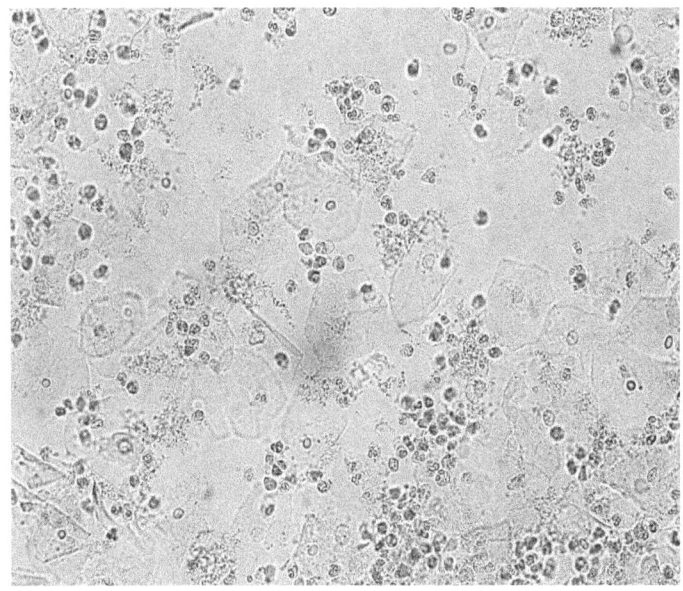

Frotis inflamatorio con flora cocácea

BIBLIOGRAFÍA:

- *Anticoncepción hormonal, manejo sindrómico y etiológico de las ITS y protocolo de prevención de cáncer de cérvix (2014). Jornada de actualización.*

- M.J Cancelo Hidalgo, D. Beltrán Vaquero, J. Calaf Alsina, F. Campillo Arias-Camisón, A. Cano Sánchez, J.A Guerra Guirao, J.L Neyro Bilbao. *Protocolo Sociedad Española de Ginecología y Obstetricia de diagnóstico y tratamiento de las infecciones vulvovaginales. Protocolo actualizado en 2012.*

- M.J Cancelo Hidalgo, J.L. Neyro Bilbao, D. Beltrán Vaquero y Grupo de trabajo Delphi (2013). *Tratamiento adyudante de la vaginitis con probioticos. Grado de acuerdo basado en método Delphi. 201; 57(1): 4-13.*

- M. Caracach Tur, R. Comino Delgado, E. Davi Armengol, E. Marimon García, J.C Martinez Escoriza, S. Palacios Gil-Antuñano, J.M Torres Rodriguez (2012). *La vulvovaginitis candidiásica recurrente. 2013; 56(2):108-116.*

- J. Lombardía, M. Fernández (2009). *Ginecología y obstetricia, manual de consulta rápida (2ª edición).* Editorial médica panamericana.

- F. Rodríguez Castilla (2005). *Infecciones de transmisión sexual. Logoss.*

- G. Urrutia, A. Selva, J.Calaf (2012). *Revisión de la evidencia sobre la eficacia de los probióticos en la prevención de las infecciones del tracto urinario inferior y las infecciones vaginales. Progresos de obstetricia y ginecología.* 2014; 57(5):230-235.

- I. Zapardiel Gutiérrez, J. De La Fuente Valero, J.M Bajo Arenas (2008). *Guía práctica de urgencias en ginecología y obstetricia.* Editorial Habe.

- Carmen Coll Capdevila, Angels Ramírez Hidalgo, Rafael Sánchez Borrego (1998). *Vulvovaginitis en la Practica Clínica.* Edita: MCS.

- Ramon Carreras Collado, Lluis Giné Martínez (2013). *Atlas de Vulvovaginitis.* Edita: Esmon Publicidad SA

- Fotos de frotis en frescos cedidas por Dra E. Sesma, Ginecóloga, CHN.